AF246286

ÉLÉPHANTIASIS

DES GRANDES LÈVRES,

ACCOMPAGNÉE

D'INDURATION DE LA PEAU ET DU TISSU CELLULAIRE SOUS-CUTANÉ
DE LA RÉGION INTERNE DES FESSES ;
D'ULCÉRATIONS PROFONDES DE CETTE RÉGION ET D'HYPERTROPHIE
DES PLIS RADIÉS DE L'ANUS,

PAR LE Dʳ A. BOULONGNE,

Médecin-major de deuxième classe au 2ᵉ régiment d'artillerie.

PARIS

LIBRAIRIE DE LA MÉDECINE, DE LA CHIRURGIE ET DE LA PHARMACIE MILITAIRES
VICTOR ROZIER, ÉDITEUR,
Rue Childebert, 11,
Près la place Saint-Germain-des-Prés.

1861

A MONSIEUR LE BARON **H. LARREY,**

MÉDECIN INSPECTEUR,
MEMBRE DU CONSEIL DE SANTÉ DES ARMÉES,
CHIRURGIEN DE S. M. L'EMPEREUR,
MEMBRE DE L'ACADÉMIE IMPÉRIALE DE MÉDECINE
ET DE LA SOCIÉTÉ DE CHIRURGIE,
ETC., ETC.,

Hommage respectueux,

De son ancien élève et très-humble
subordonné,

Le Dr A. BOULONGNE,
Médecin-major de 2e classe.

ÉLÉPHANTIASIS

DES GRANDES LÈVRES

ACCOMPAGNÉE D'INDURATION DE LA PEAU ET DU TISSU CELLULAIRE SOUS-
CUTANÉ DE LA RÉGION INTERNE DES FESSES, D'ULCÉRATIONS PROFONDES
DE CETTE RÉGION ET D'HYPERTROPHIE DES PLIS RADIÉS DE L'ANUS.

Nous n'avons pas eu, en publiant l'observation que l'on va lire, l'intention de faire un travail complet sur l'éléphantiasis des Arabes, un fait isolé, comme l'est celui-ci, ne permettant que bien rarement d'en tirer des déductions assez importantes pour justifier une pareille prétention scientifique; tout ce que nous eussions pu faire, à l'occasion du fait pathologique dont nous avons été témoin, c'eût été de compulser les auteurs, de rapporter, de classer une fois de plus les nombreuses observations d'éléphantiasis déjà très-connues et d'analyser ensuite les divers travaux auxquels ces observations ont donné lieu de la part de ces auteurs. Un semblable travail ayant été déjà fait plusieurs fois, par des écrivains plus autorisés que nous à l'entreprendre, nous avons cru devoir nous en abstenir et éviter ainsi à nos lecteurs de fastidieuses et inutiles redites; nous nous en sommes donc tenu simplement à la publication de cette observation, nous réservant, s'il y a lieu, de faire ressortir, chemin faisant, ce qu'elle peut offrir de curieux et d'intéressant; nous exposerons avec détail, lorsque nous en serons arrivé à établir son diagnostic différentiel, les raisons qui nous ont engagé à la faire paraître sous le titre d'éléphantiasis des grandes lèvres et non sous celui d'esthiomène de la région vulvo-anale, bien que les lésions présentées par notre malade offrissent, à première vue, la plus grande analogie avec cette variété d'esthiomène, à laquelle M. Huguier a donné le nom d'esthiomène hypertrophique œdémateux ou éléphantiasique de la région vulvo-anale.

Etant donc bien établi que nous n'avons pas l'intention de traiter ici à fond la question tout entière de l'eléphantiasis des Arabes, nous engageons ceux de nos lecteurs qui désireraient connaître ce qui a été écrit de plus complet sur cette intéressante affection, à lire les traités, mémoires, observations ou travaux divers publiés par le baron Larrey père, Alard, Boyer, par les médecins anglais Toæn, Hillary, Hendy, par Delpech, Alibert, Titley, Rayer, Gibert, Cloquet, Monod, Bergeron, Ceccaldi, Guyon, Mestré; et surtout, s'ils désirent s'éviter de longues et quelquefois de pénibles recherches, nous les engageons à s'en tenir à la lecture d'un très-complet et très-remarquable rapport publié dans le tome IV des *Mémoires de la société de chirurgie* par M. le baron H. Larrey sur l'éléphantiasis du scrotum, à propos d'un Mémoire sur le même sujet adressé à cette société par Clot-Bey, médecin en chef de l'armée égyptienne; ils trouveront réunies, dans ce travail, les observations les plus curieuses d'éléphantiasis du scrotum et des grandes lèvres éparses dans les divers auteurs que nous avons cités plus haut; ils y verront, de plus, exposées et discutées avec une judicieuse patience et une profonde érudition, toutes les opinions émises sur l'étiologie, l'anatomie pathologique et le traitement de cette curieuse affection.

La malade qui fait le sujet de cette observation est une jeune mulâtresse âgée de 14 ans, non encore réglée; elle se nomme Sada et est originaire de la haute Egypte. Cette jeune fille est entrée à notre dispensaire de Beyrouth (Syrie) le 11 mai 1861 et *en est sortie guérie* le 5 juin de la même année ; la durée de son séjour dans cet établissement n'a été, par conséquent, que de 25 jours.

Voici les renseignements que nous avons pu nous procurer sur les antécédents de cette malade :

Le père et la mère de cette enfant sont nés dans la Nubie ; le père était fellah, la mère mulâtresse. Ils sont venus habiter les montagnes du Liban (à Deir-el-Kamar) lorsque Sada avait environ quatre ans. Cette jeune fille a quitté la montagne à l'âge de onze ans et s'est fixée, à cette époque, près de la ville de Beyrouth dans le petit village d'Hadétte. C'est quelques mois après son arrivée dans ce village qu'elle a été déflorée, c'est-à-dire deux ans et demi à trois ans avant son entrée au dispensaire. L'apparition des premiers symptômes de la présente maladie ne remonte pas à plus de deux années ; de telle sorte qu'il s'est passé un an ou dix-huit mois entre le jour de la perte de sa virginité et le début de sa maladie.

Je l'ai interrogée, à plusieurs reprises, dans le but de savoir si cette affection avait été précédée d'écoulement vaginal ou d'ulcération quelconque de l'anus ou des organes génitaux ; si pendant sa première enfance il ne lui était survenu aucun écoulement par le nez ou les oreilles ; si depuis le jour où elle avait perdu sa virginité elle n'avait ressenti aucun mal dans la bouche ou dans la gorge ; si elle n'avait pas eu l'occasion de constater la présence de taches sur la peau, de boutons et de croûtes sur le cuir chevelu, enfin d'engorgements glandulaires dans les aines ou la région cervicale. De quelque manière que je m'y sois pris, quelque nombreuses et variées qu'aient été mes interrogations (et ceci a, dans le cas présent, beaucoup plus d'importance qu'on ne pourrait le croire au premier abord, *la première réponse d'un Arabe étant presque toujours un mensonge*), je n'ai jamais pu obtenir qu'une réponse négative à toutes mes questions. Interrogée sur le point de départ de la maladie, *elle m'a répondu que son mal avait commencé par un gonflement des grandes lèvres qui avait toujours été en augmentant, et que l'induration de la peau de la partie interne des fesses, ainsi que les ulcérations de cette région, n'étaient survenues que longtemps après.* Quant à l'altération des plis radiés de l'anus, je n'ai pu obtenir à cet égard aucun renseignement positif, la malade en ignorant presque l'existence et prétendant ne s'être jamais prêtée à des rapports contre nature, ce qui n'est rien moins que prouvé pour nous. Sur la question de l'hérédité, je n'ai pu rien savoir non plus qui mérite d'être signalé. Tels sont les divers renseignements que nous avons pu nous procurer sur les antécédents de cette enfant. Je vais actuellement la dépeindre telle qu'elle s'est présentée à notre examen le jour de son entrée au dispensaire.

Sada est une jeune fille assez bien faite, de taille moyenne et élancée, paraissant avoir de 14 à 15 ans; elle a le type arabe-bédouin très-accentué, une chevelure noire et abondante, légèrement crépue, l'œil vif, le regard inquiet, les seins fermes et modérément développés; elle porte sur différentes parties du corps, suivant l'usage de son pays, de nombreuses traces de tatouage. Elle ne présente ni déviation ni déformation de la colonne vertébrale; ses articulations ne sont le siége d'aucun engorgement; elle a l'apparence d'une assez bonne santé; les dents sont bien rangées et très-blanches; la bouche est grande, les lèvres fortes, le nez légèrement épaté, la peau d'un brun jaunâtre, ce qui la fait plutôt ressembler à une arabe-bédouine qu'à une femme de couleur; cependant la nature de ses cheveux indique qu'il y a chez elle du sang noir; les poils du pubis sont à peine développés sur le mont de Vénus; ils le sont au contraire davantage sur les grandes lèvres; *on dirait que la peau de cette région a déjà subi un commencement de migration vers la partie inférieure.* Nous avons examiné avec le plus grand soin les régions cervicales et inguinales et nous n'y avons trouvé aucune trace d'engorgement des ganglions lymphatiques. Il n'existe aucune tache sur le corps, aucun bouton, aucune croûte dans les cheveux ; le fond de la gorge et tout l'intérieur de la bouche sont parfaitement sains. *En résumé, cette malade n'offre, présentement, aucun symptôme de syphilis ou de scrofule.* Les organes génitaux externes seuls et les parties voisines sont le siége des lésions que nous allons décrire.

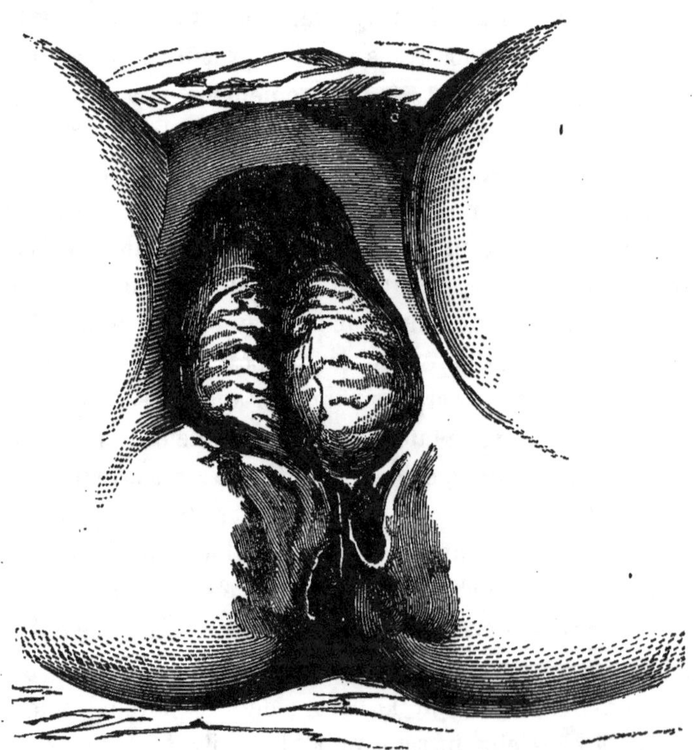

Etat de la malade avant l'opération, le 14 mai 1861.

Les deux grandes lèvres offrent (comme il est facile de

le voir en jetant les yeux sur le dessin n° 1 exécuté d'après nature, aux trois quarts environ, par M. Tranchant, pharmacien aide-major attaché au corps expéditionnaire de Syrie) un relief tout à fait anormal et sont, pour ainsi dire, transformées en deux tumeurs assez considérables, offrant entre elles de frappantes analogies, mais différant cependant un peu par la forme et la grosseur. La direction générale de ces deux tumeurs (qui sont accolées l'une à l'autre par leur face interne) est horizontale par rapport à l'axe général du corps lorsque la malade se tient debout, verticale, au contraire, cela se conçoit facilement, et perpendiculaire à ce même grand axe du corps, lorsque la malade est couchée et qu'elle prend la position d'une femme que l'on va examiner au spéculum. Comme cette dernière position était celle qu'occupait toujours notre malade lorsque nous lui donnions nos soins, nous la considérerons comme normale, et c'est, la malade étant supposée couchée sur le dos, les cuisses écartées l'une de l'autre, les jambes fléchies sur les cuisses et ces dernières sur le bassin, telle enfin que la représentent, en partie, les deux dessins, que nous allons continuer la description de ces deux tumeurs et des lésions concomitantes ; de cette façon il n'y aura aucune confusion possible.

La première de ces deux tumeurs, celle qui occupe la lèvre gauche, a la forme d'un ovoïde dont la petite extrémité correspondrait à la région pubienne et la grosse serait dirigée en bas vers la région anale. Sa longueur, mesurée dans le sens de son grand axe vertical, est de 14 à 15 centimètres environ ; sa largeur, à sa partie supérieure, est de 3 centimètres ; à sa partie moyenne, de 5 centimètres, et, enfin, de 7 centimètres à l'union des trois quarts supérieurs avec le quart inférieur ; sa base, qui est représentée par une courbe à convexité inférieure, se termine assez brusquement par une languette charnue, de forme triangulaire, dont l'extrémité plonge dans une ulcération profonde de la peau de la région fessière interne.

L'épaisseur de cette première tumeur varie également suivant la hauteur à laquelle on l'examine : à la partie supérieure, le relief qu'elle forme au-dessus de la peau des régions environnantes est de deux ou trois centimètres à peine ; il va en augmentant progressivement jusque vers l'union des trois quarts supérieurs, avec le quart inférieur de la tumeur, où il est le plus considérable. Là il n'a pas moins de sept à huit centimètres, et décroît, au contraire, assez brusquement, à mesure que l'on s'approche de l'extrémité anale. La pointe qui la termine est fortement taillée à pic sur ses bords et adhère au fond de l'ulcération par sa face profonde. La surface de cette tumeur est parsemée çà et là de petites éminences tuberculeuses, peu saillantes, dont la base n'est pas nettement délimitable, et se perd dans l'épaisseur du derme ; elle offre de plus une série assez régulière de dépressions et d'éminences mamillaires transversalement disposées, ce qui leur donne un peu l'aspect de circonvolutions cérébrales peu accentuées. *La couleur de la peau qui recouvre cette tumeur, ainsi que celle du côté opposé, n'est ni rouge, ni bleuâtre, ni violacée, mais d'un brun franc et très-foncé*, beaucoup plus foncé que celle de la peau du reste du corps. La face postérieure de la tumeur, celle qui est adhérente à la lèvre, est beaucoup plus étroite que la face antérieure, celle que nous venons de décrire. A partir du bord externe, tel qu'il est indiqué sur le dessin n° 1, la portion latérale externe de la face postérieure de la tumeur va se rapprochant beaucoup de la ligne médiane, de telle sorte que l'on peut facilement passer les doigts entre cette face latérale, externe et postérieure, et la peau de la région génito-crurale, ce qui fait que la tumeur semble attachée à un pédicule long, large, verticalement dirigé de haut en bas, suivant l'axe principal de la tumeur et la rattachant au reste du corps par sa face profonde. Il résulte de cette disposition particulière que cette tumeur jouit d'une assez grande mobilité, dans le sens latéral, de droite à gauche, tandis qu'elle ne peut, au contraire, être que très-difficilement déplacée, dans le sens vertical, du pubis vers l'anus. La peau qui la recouvre est à peu près immobile sur les tissus sous-jacents, auxquels elle adhère d'une façon très-prononcée ; elle est dure, épaisse, et, *malgré cela, elle a cependant conservé une certaine élasticité.* La tumeur, prise à pleine main et légèrement comprimée, donne, comme résistance, une sensation identique à celle que ferait éprouver la constriction d'une balle de gomme élastique pleine.

La seconde tumeur, celle qui occupe la lèvre droite, offre une forme un peu différente de la précédente ; elle est à peu près cylindrique ; son extrémité supérieure ou pubienne est plus large que celle de la tumeur du côté opposé; elle a quatre centimètres environ ; sa partie moyenne offre les mêmes dimensions. Sa base, dont la paroi externe et le bord infé-rieur s'infléchissent brusquement à angle droit pour venir rejoindre la face interne et inférieure de la tumeur du côté opposé et se terminer vers la région périnéale, a environ de cinq à six centimètres d'étendue. La longueur de cette tumeur, mesurée suivant son grand axe vertical, et le relief qu'elle forme au-dessus de la peau de la région génito-crurale, sont aussi un peu moins considérables que ceux de la tumeur précédemment décrite. Sa longueur n'est que de douze à treize centimètres, et son relief ne dépasse pas cinq centimètres dans sa plus grande hauteur. La couleur de la peau qui la recouvre est exactement la même que celle du côté opposé; sa surface est également mamelonnée, chagrinée, ondulée. On ne rencontre aucune trace d'ulcération à la surface de ces deux tumeurs ; leurs extrémités inférieures seules paraissent avoir été le siége d'un travail destructif.

Il existe, en effet, à la base de la tumeur que nous décrivons en ce moment une cicatrice profonde, rayonnée, reposant sur une base très-indurée, laquelle me paraît provenir d'une ulcération ancienne, de même nature que celle qui est en ce moment en pleine activité à la partie inférieure de la première tumeur. Lorsque, dans le but de constater, de reconnaître la consistance de cette seconde tumeur, on la saisit à pleine main, et que l'on exerce sur sa masse tout entière une constriction méthodique, au lieu d'éprouver, comme dans le premier cas, la sensation que donnerait un corps plein, élastique et résistant, on ressent, au contraire, l'impression que ferait éprouver la pression exercée sur une balle de caoutchouc à parois très-épaisses, mais dont l'intérieur serait rempli d'un fluide élastique quelconque, ou bien encore celle que donnerait un kyste dont on aurait extrait la moitié du liquide qu'il contenait.

Ces deux tumeurs sont accolées l'une à l'autre dans toute leur longueur par leur face interne ; elles interceptent ainsi d'une façon presque absolue l'entrée du vagin. Cette fâcheuse disposition entrave considérablement le fonctionnement régulier des organes génito-urinaires.

En introduisant les doigts entre ces deux tumeurs et en les séparant ainsi l'une de l'autre avec force, on aperçoit au fond d'un vaste infundibulum, n'ayant pas moins de six à huit centimètres de profondeur, et formé par la paroi interne des deux tumeurs, et la membrane muqueuse des grandes et des petites lèvres, l'orifice du vagin, placé très-haut surmonté du capuchon du clitoris, lequel est tuméfié, infiltré (mais non induré) et a pris la forme d'une grosse olive, dont la moitié inférieure obstrue l'orifice vaginal : celui-ci est entouré des deux petites lèvres, qui, chose remarquable, ne sont le siége d'aucune altération pathologique. Les caroncules myrtiformes sont plus développées que d'habitude ; à part ces lésions, l'orifice du vagin, ses parois, l'utérus et son col, enfin la fourchette vaginale, le méat urinaire et ses environs, sont parfaitement sains. La couleur de la muqueuse qui revêt toutes ces parties est rosée ; il n'existe aucun catarrhe utérin, aucun écoulement vaginal, et il nous a été impossible de découvrir la moindre trace d'ulcérations anciennes ou récentes sur toute cette muqueuse. *L'entrée du vagin est séparée de la région anale et, latéralement, de l'extrémité inférieure des deux tumeurs, par une surface d'environ quatre centimètres carrés, offrant l'aspect extérieur et tous les caractères de tissus exempts de toute espèce d'altérations morbides.*

Là ne se bornent pas les diverses lésions présentées par cette malade. Nous avons dit, en commençant ce travail, qu'il existait une induration profonde de la région interne des deux fesses (la surface ombrée sur le dessin n° 1, au niveau de cette région, correspond à peu près exactement à l'étendue occupée à droite et à gauche par cette induration). Cette induration occupe toute l'épaisseur de la peau et de la couche cellulo-graisseuse sous-cutanée de cette région. Ces tissus sont tellement résistants qu'il est à peu près impossible de les faire se plisser, fléchir même sous la pression des doigts : on dirait avoir affaire à un tissu fibro-cartilagineux. La peau qui recouvre leur surface est également d'un brun plus foncé que celle du reste du corps. C'est sur ces tissus indurés que reposent les ulcérations dont il nous reste à parler. Celle qui est située sur la fesse gauche a la forme d'une ellipse dont le grand diamètre est dirigé verticalement de haut en bas (dans ces descriptions, je suppose toujours la femme couchée sur le dos). Ce diamètre a environ deux centimètres et demi. La largeur de cette ulcération n'atteint pas deux centimètres ; la seconde ulcération, celle de la fesse droite, a une forme irrégulière, allongée, étroite ; dans sa plus grande longueur, elle mesure environ quatre à cinq centimètres d'étendue et un centimètre et demi seulement dans le sens de sa largeur. Le sommet de la première correspond à la base de la tumeur gauche, tandis que le sommet de la seconde, dont la direction générale est très-oblique de haut en bas et de dedans en dehors, vient se perdre dans un des intervalles que laissent entre eux les plis radiés de l'anus. Chacune de ces ulcérations est fortement taillée à pic ; leurs bords ne sont pas décollés ; ils ne se perdent pas non plus insensiblement avec la surface des tissus ambiants. Elles ont environ cinq millimètres de profondeur ; leur fond est blanchâtre plutôt que rouge. La suppuration qu'elles fournissent est très-peu abondante ; elle n'a pas l'aspect d'une suppuration franche, mais ressemble plutôt à de la sérosité sanieuse. Tous ces tissus indurés ont l'air de manquer de vitalité.

La ligne blanche, qui, dans le dessin n° 1, sépare la base de l'ulcération de la fesse gauche d'avec le sommet de l'ulcération de la fesse droite, représente la saillie de quelques-uns des plis radiés de l'anus dont l'ouverture correspond à peu près, comme hauteur, au niveau du milieu de la première ulcération. Les deux fesses étant fortement écartées, on aperçoit cet orifice anal entouré de ses plis radiés hypertrophiés et ayant un peu l'aspect de condylomes syphilitiques, sauf qu'ils sont distincts les uns des autres et conservent leur disposition rayonnée. Quant à l'anus lui-même et à la muqueuse rectale, ils n'offrent, examinés avec soin, soit à l'œil nu, soit au spéculum, aucune trace d'induration, d'ulcération, et, bien loin d'être rétréci, l'anus semblé au contraire dilaté. Je dois ajouter que, bien que l'on ne retrouve pas là le véritable infundibulum, si bien décrit dans ces derniers temps par M. Ambroise Tardieu, on constate cependant une laxité anormale du sphincter de l'anus et un orifice livrant très-facilement passage à un fort spéculum vaginal.

Tel était l'état de notre malade, le 11 mai 1861, jour de son entrée au dispensaire. En présence de pareilles lésions, une première question se présentait tout d'abord à l'esprit, c'était celle du diagnostic ; il s'agissait, en effet, avant toute autre chose, de savoir à quel genre de maladie nous avions affaire ; cette question une fois résolue, venait celle du traitement à instituer. Il serait inutile, je crois, et dans tous les cas beaucoup trop long d'exposer ici en détail le diagnostic différentiel de cette affection avec toutes celles qui, de près ou de loin, peuvent avoir avec elle quelques points de ressemblance ; nous nous contenterons donc de donner les raisons qui nous ont déterminé à rattacher les lésions présentées par notre malade à cette affection que l'on nomme l'éléphantiasis des Arabes, et nullement à certaines manifestations de la syphilis ou bien à cette variété d'esthiomène à laquelle M. Huguier a donné le nom d'esthiomène hypertrophique œdémateux ou éléphantiasique de la région vulvo-anale, bien qu'elles présentent avec ces deux maladies, avec la dernière surtout, une analogie telle, à première vue, que l'erreur eût été presque excusable.

Le diagnostic différentiel de la syphilis et de l'éléphantiasis des Arabes n'offre de sérieuses difficultés que lorsque (et c'était précisément le cas de notre malade) cette dernière affection occupe les organes génitaux, qu'elle dure depuis peu de temps, que le développement des tumeurs qu'elle détermine n'a pas encore eu le temps de devenir considérable, et que ces dernières s'accompagnent enfin d'ul-

cérations un peu plus profondes que cela n'a lieu d'habitude ; dans les cas, au contraire, où la maladie est très-an-
cienne, les tumeurs énormes, comme cela existait dans
plusieurs cas rapportés dans le travail de M. le baron
H. Larrey, la confusion n'est plus possible. N'ayant pas été
assez heureux pour rencontrer un de ces cas simples, où le
doute n'est pour ainsi dire pas permis, nous allons essayer
de donner à notre diagnostic toute la certitude désirable.
Pour atteindre ce but, nous comparerons successivement
les lésions qui nous occupent en ce moment avec chacune
des manifestations de la syphilis, primitive, secondaire et
tertiaire, avec lesquelles elles pourraient offrir quelque
ressemblance, et nous espérons arriver de cette façon à
démontrer la non-identité de ces deux affections.

La syphilis primitive ne nous présente rien qui, même de
très-loin, puisse être comparé aux tumeurs qui occupent les
deux lèvres de notre malade ; il n'y aurait à proprement
parler que les deux ulcérations de la peau des fesses que
l'on pourrait prendre, à la suite d'un examen très-superfi-
ciel, pour des ulcères syphilitiques primitifs. Mais là s'élève
immédiatement une première difficulté : la base de ces deux
ulcérations est, avons-nous dit en les décrivant, fortement
indurée ; il s'ensuivrait naturellement que si elles apparte-
naient à la syphilis primitive, ces ulcérations devraient nécessairement être considérées comme *des chancres indurés*.
Dans ce cas, on devrait trouver dans les régions environnantes l'accompagnement obligatoire de ces chancres indurés, c'est-à-dire l'adénopathie inguinale indolente mul-
tiple : or, c'est précisément ce qui n'existe pas chez notre
malade. Puis, comme ces ulcérations existent depuis plus
de six mois déjà (chose qui se voit bien rarement pour
des chancres *indurés primitifs*), elles devraient, d'après la
règle établie par M. Ricord, avoir été suivies, depuis long-

temps déjà (puisque aucun traitement n'est venu entraver le développement de la maladie) ou même s'accompagner présentement, d'un symptôme de la syphilis secondaire, d'une syphilide quelconque : or, nous avons dit qu'aucune manifestation syphilitique secondaire n'avait été observée avant l'entrée au dispensaire et qu'il n'en existait présentement aucune trace sur le corps. De plus, des chancres indurés primitifs, à moins qu'ils n'aient été envahis par le phagédénisme (ce qui ne peut pas exister dans le cas présent, les ulcérations restant encore indurées après plus de six mois d'existence), présentent bien rarement une telle étendue, et, lorsque cela se rencontre par hasard, ils donnent lieu à une suppuration abondante ; c'est encore précisément le contraire qui a lieu pour les ulcérations de notre malade. Enfin, nous ajouterons, pour terminer, que des ulcérations primitives, indurées ou non indurées, lorsqu'elles présentent une étendue et une profondeur aussi considérables, ne se cicatrisent jamais en moins de huit jours, comme cela est cependant arrivé pour les ulcères de notre malade.

Mais si, comme il vient de l'être suffisamment prouvé, je pense, ces lésions n'appartiennent pas à la syphilis primitive, peut-être trouverons-nous, dans ce que l'on a appelé la syphilis constitutionnelle, secondaire ou tertiaire, des manifestations extérieures auxquelles nous pourrions les comparer avec plus de chances de succès ; c'est ce que nous allons examiner immédiatement.

Les deux symptômes de la syphilis, secondaire ou tertiaire, auxquels ces lésions ressemblaient le plus, seraient 1° un gonflement considérable des grandes lèvres déterminé par la présence de plusieurs éruptions successives de pustules plates cutanées, accompagné en même temps de vastes pustules d'ecthyma ou de bulles de rupia ; 2° *des tubercules syphilitiques secs, localisés sur les grandes lèvres (ce qui est très-rare), et des tubercules syphilitiques ulcérés siégeant sur la peau de la région interne des deux fesses.* Il est à peu près inutile, je crois, de réfuter, de discuter même la première de ces deux suppositions, car les plaques muqueuses de la peau, les pustules plates qui se développent dans cette région ont une physionomie tellement différente de celle que présente la surface cutanée de nos deux tumeurs qu'il suffit de jeter un seul regard sur ces dernières pour se convaincre que l'on n'a pas affaire à cette affection. Les pustules plates (plaques muqueuses de la peau) sont des élevures rougeâtres, peu saillantes, à base molle, à surface plate, comme leur nom l'indique, sécrétant un liquide muciforme d'une odeur forte et nauséabonde, et se recouvrant au bout de très-peu de temps d'une pellicule blanchâtre offrant un aspect tomenteux. Il nous suffira de signaler les croûtes de l'ecthyma et du rupia pour achever d'enlever toute idée d'un rapprochement, même éloigné, entre ces symptômes syphilitiques et les lésions qui font le sujet de cette observation.

Quant aux tubercules syphilitiques, ulcérés ou non ulcérés, bien qu'ils offrent, à première vue, une certaine analogie d'aspect avec les présentes lésions, nous ne croyons pas devoir davantage attribuer ces derniers à leur présence. Il suffit, en effet, de se rappeler que les tubercules syphilitiques sont réunis en groupes circonscrits, qu'ils affectent toujours dans leur disposition la forme circulaire, qu'ils laissent entre eux un intervalle de tissus sains, que la peau sur laquelle ils reposent est également saine aux environs, qu'ils n'ont jamais cette couleur *bistre foncé* qu'offrent nos tumeurs ; ils sont, au contraire, d'un rouge livide ou cuivré. Puis, lors même qu'ils ne sont pas ulcérés, leur surface est toujours le siége d'une exfoliation épidermique squammeuse, et souvent même elle se recouvre de véritables croûtes ; chez notre malade, au contraire, *l'épiderme est sain; et bien que la surface des tumeurs soit mamelonnée, ondulée, elle n'en est pas moins lisse, douce au toucher, et recouverte de petits poils dont les bulbes ne sont pas malades*. Rappelons-nous, en outre, que les tubercules syphilitiques sont, *ordinairement*, précédés d'autres manifestations constitutionnelles spécifiques, et que la forme tuberculeuse est un des symptômes tardifs de la syphilis, à tel point que la plupart des auteurs rangent les tubercules syphilitiques dans la catégorie des accidents tertiaires de la peau et des muqueuses : or, il ne faut pas oublier qu'il nous à été absolument impossible de découvrir la moindre trace d'accidents plus légers, moins profonds , d'accidents secondaires, en un mot, sur toute la surface du corps de notre malade et que, d'après son dire, elle n'en aurait effectivement jamais présenté aucun avant son entrée au dispensaire. Bien que l'on doive ajouter fort peu de foi aux paroles d'une jeune fille arabe, on ne peut cependant pas, consciencieusement, rejeter de parti pris et d'une façon absolue le témoignage de ses sens et de sa mémoire, surtout lorsque aucun motif plausible de crainte ou d'intérêt ne peut l'engager à vous cacher la vérité, quand elle a au contraire tout à gagner à ne pas vous tromper. Ce que je viens de dire, à propos des tubercules syphilitiques non ulcérés, s'applique également et à bien plus forte raison aux tubercules ulcérés. Ces derniers, en effet, sont toujours revêtus de croûtes, quelquefois saillantes, d'autres fois déprimées, mais toujours volumineuses ; rien de pareil, on se le rappelle, n'existait chez notre malade ; la surface de ses vastes ulcérations était, comme nous l'avons déjà dit, le siége d'une sécrétion séro-sanieuse très-peu abondante, laquelle disparut entièrement au bout de quatre jours de traitement local, ce qui détermina, trois jours après, la cicatrisation complète de ces ulcérations. Ce n'est certes pas là la marche habituelle des tubercules syphilitiques ulcérés.

Nous avons dit, en commençant ce travail, que nous nous réservions d'exposer les raisons qui nous avaient engagé à publier cette observation sous le titre d'éléphantiasis et non sous celui d'esthiomène tuberculeux œdémateux de la région vulvo-anule ; le moment est venu de tenir notre parole et d'établir ce diagnostic différentiel. Mais avant de commencer, nous croyons indispensable, afin de mieux faire comprendre les motifs qui nous ont guidé dans cette détermination et de faire suffisamment ressortir les nombreuses différences qui existent entre l'esthiomène et les lésions qui nous occupent, de donner une courte analyse du mémoire dans lequel M. Huguier a décrit les symptômes de l'esthiomène de la région vulvo-anale. Ce travail a été publié dans le XIVe volume des Mémoires de l'Académie de médecine. L'auteur, après avoir exposé avec un certain talent et un peu trop d'exagération, peut-être, les nombreuses analogies qui existent entre la composition anatomique, la physiologie et la pathologie des tissus de la face et celles des tissus de la région vulvo-anale, passe à l'exposé symptomatologique de la maladie. Il lui donne ou lui conserve le nom d'esthiomène, et, à l'exemple de ce que les dermatologistes ont établi pour le lupus de la face, il divise cet esthiomène de la vulve en trois espèces distinctes : 1° l'esthiomène qui détruit en surface : *esthiomène superficiel ambulant ou serpigineux ;* 2° l'esthiomène qui détruit en profondeur : *esthiomène perforant, ulcéreux, disséquant ;* 3° l'esthiomène qui s'accompagne, au contraire, d'une augmentation de volume des parties : *esthiomène hypertrophique* dans lequel on rencontre deux variétés principales ; ce sont : l'*esthiomène hypertrophique végétant* et l'*esthiomène hypertro-*

phique œdémateux ou *éléphantiasique*. Avant d'aller plus loin, examinons d'abord cette classification, et voyons avant tout si le nom imposé à la maladie renferme bien toutes les conditions voulues, toutes les qualités requises d'une bonne nomenclature. Le mot d'*esthiomène* doit être rejeté comme ne donnant pas une idée assez juste, assez complète et suffisamment distincte de la maladie qu'il a la prétention de caractériser : en effet il ne représente qu'un des modes d'action, un des phénomènes particuliers de cette affection; encore ce phénomène n'est-il pas toujours le symptôme prédominant de cette maladie, puisque, sur les trois variétés admises par M. Huguier lui-même, on ne le retrouve comme symptôme principal et réellement important que dans une seule de ces variétés, dans l'esthiomène perforant, ulcéreux, disséquant. Il a, de plus, l'inconvénient de ne pas être exclusivement applicable à cette affection, l'action qu'il représente se rencontrant à un aussi haut degré dans beaucoup d'autres maladies, dans les nombreuses variétés de ce que l'on appelle encore aujourd'hui le cancer, dans certaines formes de la syphilis, dans la pourriture d'hôpital, dans les ulcérés (quelle que soit leur nature primitive), envahis consécutivement par le phagédénisme. Enfin il ne donne aucune idée de la nature réelle, intrinsèque, anatomo-pathologique de la maladie à laquelle M. Huguier l'a imposé.

Quant à la classification adoptée par cet auteur, tout en reconnaissant qu'elle présente pour la description des diverses lésions de cette maladie l'immense avantage de la rendre claire et facile à graver dans la mémoire, nous regrettons d'être obligé de la critiquer dans son essence même, c'est-à-dire que, pour nous, cette classification n'est pas suffisamment justifiée par les faits contenus dans les observations rapportées dans le mémoire lui-même. En lisant la description que donne M. Huguier de chacune des variétés en par-

ticulier, on est naturellement porté à considérer ces trois
variétés comme des affections réellement distinctes, ayant
leur marche, leur symptomatologie, leur traitement même
particulier, etc. Mais, lorsque l'on étudie attentivement les
neuf observations qui terminent le mémoire, on s'aperçoit
que, sauf cette variété que l'auteur appelle esthiomène
hypertrophique, éléphantiasique (qui ne nous paraît pas du
tout de la même nature que les deux autres variétés), tout
le reste n'est qu'une seule et même maladie ; et, à la place
des espèces, on ne retrouve que des phases particulières ou
plus ou moins avancées d'une seule et unique affection ;
partout, à côté de l'esthiomène perforant ulcéreux, on
trouve l'esthiomène érythémateux. M. Huguier, du reste,
l'a tellement bien senti, qu'il dit à plusieurs reprises dans
son travail qu'il est assez rare de voir ces variétés exister
isolément, et que presque toujours l'esthiomène érythémateux, tuberculeux, vient compliquer les deux autres.
La symptomatologie de l'esthiomène de la vulve a été parfaitement établie dans ce mémoire ; nous voudrions pouvoir
en dire tout autant de l'étiologie et du traitement ; mais
malheureusement cela n'est pas possible. M. Huguier,
n'étant probablement pas suffisamment fixé, à l'époque où
il a composé son mémoire, sur la nature intime de la majorité
des lésions qu'il y décrit, sous le nom d'esthiomène, n'a pu
donner de cette maladie qu'une étiologie et un traitement
général de médiocre valeur : c'est ce que nous allons démontrer.

Cet auteur, ne pouvant rattacher d'une façon complète les
lésions de l'esthiomène, ni à la syphilis, ni à la scrofule,
ni au cancer tel qu'on le décrivait il y a vingt ans, a donné,
de cette maladie, l'étiologie suivante : la misère, la malpropreté, l'habitation dans des lieux insalubres, et surtout
une altération des humeurs déterminée par le vice scrofu-

leux *et syphilitique dégénéré*. Il suffit, je crois, de transcrire cette étiologie pour en faire ressortir l'inanité à peu près absolue. En effet, si la misère, la malpropreté, l'habitation de lieux insalubres, pouvaient déterminer l'apparition de l'esthiomène de la région vulvo-anale, cette affection devrait être bien commune, tandis qu'au contraire elle est heureusement assez rare. Qui ne sait que le cinquième au moins de la population féminine des campagnes se trouve dans les conditions les plus favorables à son développement; que les deux tiers au moins des paysannes de l'Europe ne se lavent jamais cette partie du corps, et qu'un cinquième au moins habitent des lieux ou des locaux insalubres? Quant à l'altération des humeurs causée par le vice scrofuleux ou syphilitique dégénéré, nous ferons observer que le nombre des femmes scrofuleuses est très-considérable dans certaines contrées, et cependant l'esthiomène des organes génitaux n'a pas été, que nous sachions, signalé par les médecins de ces contrées, comme une affection commune, ce qui devrait être bien certainement, si la scrofule était réellement la cause principale de cette maladie. Le virus ou vice syphilitique dégénéré (comme dit l'auteur) nous paraît une pure spéculation de l'esprit qu'aucun fait n'est jamais venu confirmer. Qu'est-ce en effet que le virus syphilitique dégénéré ? Et d'abord, un virus peut-il dégénérer ? Que son action s'affaiblisse, très-bien; qu'il arrive même à ne plus posséder les qualités nécessaires pour pouvoir manifester cette action, cela peut s'admettre; mais, dans ce cas-là, loin de produire des désordres aussi graves que ceux de l'esthiomène, les manifestations extérieures de sa puissance, de sa présence dans l'économie, ne seront, au contraire, que très-peu apparentes et d'autant moins graves qu'il aura perdu davantage de sa force. Dans tous les cas, elles céderont avec la plus grande facilité à l'emploi du traitement approprié. En

dehors de cela, je ne vois pas quelle autre espèce de dégé-
nérescence peut atteindre un virus, et je me demande en
vain ce que peut signifier cette expression de virus syphilitique dégénéré. Ce qui prouve, du reste, que la syphilis n'a
rien de commun avec les affections décrites par M. Huguier
sous le nom d'esthiomène, c'est que toutes les malades
qui font le sujet des neuf observations publiées furent,
d'après le dire de l'auteur, soit antérieurement à leur entrée
à l'hôpital de Lourcine, soit postérieurement à leur admis-
sion dans cet établissement, soumises, quelquefois pendant
très-longtemps, à l'usage des préparations mercurielles et
de l'iodure de potassium, et cela sans le moindre succès.
Enfin, les mêmes raisons qui nous ont fait exclure la malpropreté, la misère etc., de l'étiologie de l'esthiomène, nous
font aussi rejeter le vice syphilitique, même dégénéré. En
effet, la syphilis, depuis son apparition dans le monde, s'est
tellement généralisée et répandue dans toutes les classes de
la société, que l'on peut affirmer presque à coup sûr qu'un
vingtième au moins des habitants des grandes villes se
trouvent, si ce n'est par leur fait propre, du moins par celui
de leurs ascendants, dans les conditions demandées pour
être atteints de cet esthiomène, et cependant, comme nous
le savons tous, cette maladie est heureusement assez rare.

L'étiologie admise par l'auteur étant fausse, le traitement
devait nécessairement un peu s'en ressentir. C'est en effet
ce qui est arrivé. Sur les neuf malades traitées par M. Huguier et dont les observations sont publiées à l'appui du
mémoire, deux sont mortes, cinq sont sorties ou se sont
évadées de l'hôpital après plusieurs mois de traitement sans
être guéries ; *deux seulement ont recouvré la santé après
l'ablation totale du mal par l'instrument tranchant.* Encore
est-il bon de signaler que ces deux malades étaient atteintes
de la variété d'esthiomène à laquelle M. Huguier donne le

nom d'hypertrophique, et l'on se rappelle que nous avons
fait nos réserves pour cette variété, que nous ne croyons pas
être de même nature que les deux autres. De ces deux
malades, celle dont l'histoire a été racontée dans l'observation n° 5 avait été traitée antérieurement, pendant dix
mois, par M. Bazin, et ce n'est qu'après six nouveaux mois
de traitement que M. Huguier put enfin obtenir sa guérison.
Quant à la malade de l'observation n° 9, traitée et opérée
par M. Bazin, opérée une seconde fois après récidive par
M. Huguier, son affection me paraît comparable sous beaucoup de rapports, sauf le siége précis, à celle de la malade
opérée dernièrement par M. Clerc à l'hôpital de Saint-Lazare,
et dont son interne a publié l'observation dans la *Gazette*
hebdomadaire, sous le nom d'éléphatiasis du clitoris (je
tiens de M. Clerc lui-même que le *capuchon seul* du clitoris
était malade). Le traitement général, appliqué à toutes ces
malades, a peu varié, l'étiologie admise par l'auteur ne
permettant guère qu'il en fût autrement. Préoccupé par
l'idée du vice scrofuleux ou syphilitique dégénéré, il a dû
nécessairement avoir recours aux médicaments généralement
employés contre ces affections diathésiques : aussi le voyons-
nous prescrire alternativement, successivement ou en même
temps, les préparations mercurielles, l'iodure de potassium,
l'huile de foie de morue, quelques toniques et les ferrugi-
neux. Ce traitement a produit peu d'effet, et les deux seules
malades qui ont été guéries (nous le répétons encore ici,
afin de bien graver ce fait important dans la mémoire) ne
le furent qu'après que ce chirurgien eut pratiqué l'*excision
complète des parties malades*. Ce fait a plus d'importance
qu'on ne pourrait le supposer au premier abord, et va nous
servir pour établir la nature réelle des affections décrites
par M. Huguier sous le nom d'esthiomène. Chez plusieurs
des autres malades, l'*ablation partielle des tissus* malades

fut pratiquée, et aucune de ces malades ne guérit. Tous ces tissus, enlevés par l'instrument tranchant, furent examinés au microscope par notre excellent ami, le docteur Ch. Robin. Eh bien ! il est résulté de cet examen (nous tenons le fait de M. Robin lui-même) que, à peu près, toutes les affections décrites par M. Huguier, sous le nom d'esthiomène de la région vulvo-anale, ou du moins celles dont M. Robin a eu à faire l'examen micrographique, n'étaient rien autre chose qu'une forme particulière d'épithélioma, et que l'explication que donne l'auteur du mémoire, de la marche et du développement successif des diverses lésions de la maladie, est tout à fait hypothétique et purement arbitraire. C'est une séduisante création de l'esprit, mais qui, malheureusement, ne répond nullement à la réalité. Cet épithélioma ou épithéliome est, micrographiquement parlant, un pseudoplasme absolument de même nature que celui qui produit les diverses affections auxquelles on a successivement ou à diverses époques donné les noms de lupus, cancer des ramoneurs, *noli me tangere*, ulcère chancreux, ulcère rongeant, cancroïde, cancer épithélial; il consiste principalement dans une production exagérée de l'Epithelium, non-seulement à la surface de la peau ou des muqueuses, mais encore dans l'épaisseur du derme et de tous les tissus sous-jacents ; tous les tissus, sans exception, peuvent être envahis par cette production et détruits successivement par suite des progrès de la maladie. Cette destruction s'opère d'une façon particulière, admirablement bien décrite par M. Ch. Robin dans un article publié, le 24 février 1855, dans le *Moniteur des hôpitaux*, à propos d'un cas de cancer des ramoneurs ; dans plusieurs articles de son *Dictionnaire* de Nysten, et par M. Follin, dans l'article *Epithélioma* du tome 1er de son Traité de pathologie externe; on trouvera même, dans ce dernier ouvrage, une figure représentant un

épithéliome de la lèvre inférieure qui offre beaucoup d'analogie avec un des dessins publiés dans le mémoire de M. Huguier, et qui représente ce que cet auteur appelle l'esthiomène
hypertrophique, végétant, mamillaire. Cette destruction
s'opère, pour le dire en deux mots, par compression des
éléments des tissus normaux, par les productions morbides,
épidermiques, par substitution complète de ces productions
morbides aux éléments normaux de ces tissus, et ensuite par
la mortification et la chute de ces éléments morbides nou-
vellement formés.

Ainsi donc, l'examen microscopique a prouvé que l'esthiomène de M. Huguier n'était autre chose que le cancer
épithélial, l'épithélioma de la région vulvo-anale. Ceci
suffit pour expliquer le peu de succès du traitement général
médical employé par cet auteur contre cette maladie, le peu
de valeur de l'étiologie, et indique, au contraire, comme
seule et unique ressource thérapeutique dans les cas de ce
genre, la *destruction complète* des parties malades par les
caustiques les plus puissants, *ou, mieux encore, leur ablation totale, quand cela est possible, par l'instrument tranchant, en prenant la précaution de porter le bistouri bien au
delà des parties malades*, pour enlever les prolongements
épidermiques qui existent si souvent au milieu des tissus les
plus sains en apparence. Hors de là, pas de salut pour les
malades, cette affection ayant une tendance à faire des progrès incessants quand sa marche n'est pas arrêtée par les
moyens énergiques que nous venons d'indiquer. Cette maladie, il est vrai, est moins sujette à récidive locale et à gé-
néralisation dans l'économie que le cancer proprement dit ;
mais, malgré cela, il faut se rappeler que rien, physiologi-
quement, ne s'oppose à ce qu'elle repullule, soit dans quelque autre point de l'économie, soit, surtout, sur place, ce
qui arrive d'une façon à peu près certaine lorsque l'opéra-

teur a laissé dans la plaie quelques portions des tissus déjà atteints par le mal : la cause qui détermine cette production exagérée de l'épiderme, étant *absolument inconnue*, reste, par cela même, insaisissable ; et comme nous n'avons sur elle aucune action, que nous ne pouvons ni la détruire ni même entraver sa marche, il en résulte qu'elle continue d'exister malgré l'ablation totale du mal et qu'elle peut produire, de nouveau, des effets analogues aux premiers, si les circonstances favorables à la manifestation de son action se trouvent de nouveau réunies. *Dans cette maladie, les ganglions lymphatiques des parties environnantes sont presque toujours malades ; c'est aussi ce qui avait lieu dans les cas cités par M. Huguier.* Ce fait est très-important à noter, et nous servira beaucoup pour le diagnostic différentiel des lésions présentées par notre malade avec l'esthiomène ou plutôt l'épithélioma de la région vulvo-anale. On constate de plus, *dans tous les faits rapportés par cet auteur,* que l'orifice du vagin ou du rectum, quelquefois tous les deux à la fois, étaient le siége de vastes ulcérations, et que souvent ces conduits ont présenté un rétrécissement très-notable, deux circonstances encore qui n'existaient pas chez notre jeune Sada.

Les considérations un peu longues, peut-être, mais indispensables, dans lesquelles nous venons d'entrer, nous permettent d'établir, maintenant, avec une entière connaissance de cause, le diagnostic différentiel de l'esthiomène hypertrophique œdémateux de M. Huguier et de notre éléphantiasis des grandes lèvres.

La première de ces deux affections, l'esthiomène, débute toujours, d'après M. Huguier, par la forme érythémateuse ou ulcéreuse ; l'hypertrophie des grandes et des petites lèvres ne vient qu'après, lorsque la maladie a déjà une assez longue durée. Chez notre malade, au contraire, l'hyper-

trophie a précédé les ulcérations, qui, comme on se le rappelle, ne sont apparues que six mois environ après le début
de la maladie, lorsque les grandes lèvres étaient déjà depuis
longtemps hypertrophiées et indurées. Dans les neuf cas
d'esthiomène cités par l'auteur, de vastes ulcérations occu-
paient la vulve ou l'anus, quelquefois tous ces deux ori-
fices ; chez notre malade, il n'y a jamais eu d'ulcérations de
ces parties, nous l'avons signalé avec soin ; dans les deux cas
d'esthiomène hypertrophique œdémateux, les petites lèvres
sont malades en même temps que les grandes ; chez notre
malade, les petites lèvres étaient dans leur état normal ; la
couleur des tumeurs esthioménales et des parties malades
est violacée bleuâtre, la partie externe seule est indiquée
comme ayant quelquefois une teinte fauve ; chez notre
malade, toutes ces parties avaient une couleur bistre très-
foncée. Dans l'esthiomène, les ganglions lymphatiques
sont toujours, ou à peu près, le siége d'un engorgement, d'une induration d'autant plus grande que la maladie est plus ancienne, et les lésions, l'hypertrophie plus
considérables ; chez notre malade, la maladie durait déjà
depuis près de deux années, l'hypertrophie des grandes
lèvres était plus considérable que dans aucun des cas cités
par M. Huguier, et cependant les ganglions lymphatiques,
inguinaux et autres, étaient parfaitement sains et n'offraient
pas la plus légère trace d'engorgement. L'esthiomène est
très-rare dans la première jeunesse : notre malade avait
12 ans quand sa maladie a commencé. L'hypertrophie
esthioménale, pour arriver à doubler ou tripler le volume
des grandes lèvres, a besoin de plusieurs années d'existence ; chez notre petite malade, au contraire, dont les
grandes lèvres à l'état normal formaient à peine un relief
apparent au-dessus des parties environnantes, la maladie
a déterminé, dans l'espace de 18 mois à 2 ans, non pas une

tuméfaction œdémateuse de ces grandes lèvres, mais de vraies tumeurs solides très-résistantes, ayant de 7 à 8 centimètres de relief sur une longueur de 14 à 15 et une largeur variant, suivant la hauteur, de 3 à 5 et même 6 centimètres. Quand, dans l'esthiomène hypertrophique, dit M. Huguier, on enlève, au moyen de l'instrument tranchant, les parties qui sont le siége de cette hypertrophie, les ulcérations esthioménales qui occupent les parties voisines n'en restent pas moins dans leur état primitif; leur marche n'en est nullement modifiée, et elles continuent à s'accroître et à détruire indéfiniment. On se rappelle que chez notre malade ces ulcérations se cicatrisèrent en 7 jours et que les plaies résultant de l'opération guérirent aussi avec la plus grande rapidité. C'est ce que l'on observe presque constamment dans toutes les opérations pratiquées pour des éléphantiasis réels. La durée moyenne du séjour, à l'hôpital, des malades traitées par M. Huguier a été de 4 à 5 mois, et l'on doit se rappeler que deux seulement sortirent guéries; notre malade l'a été, au contraire, en 25 jours : or, il est bien certain, pour nous, que si nous avions eu affaire à une affection du genre de celles traitées par M. Huguier, à un épithélioma de la région vulvo-anale (comme nous n'avons certainement pas enlevé tous les tissus malades, ceux des fesses, notamment, sur lesquels reposaient les ulcérations), il est certain, disons-nous, qu'il nous eût été de toute impossibilité d'obtenir une guérison aussi rapide, aussi complète que celle que nous avons obtenue. Enfin, l'examen anatomo-pathologique des tumeurs que nous avons enlevées ne ressemblait en rien à celui fourni par les pièces de M. Huguier ; nous n'y avons trouvé qu'une hypertrophie considérable du derme et du tissu cellulaire sous-cutané et nullement une production exagérée des cellules épithéliales. ......

Mais si nous n'avions aucune raison valable pour attribuer à la syphilis constitutionnelle les lésions présentées par notre jeune malade ; si nous n'en avions pas beaucoup plus pour les considérer comme le résultat d'un esthiomène hypertrophique œdémateux très-avancé de la région vulvo-anale, autrement dit, d'un épithélioma de cette région, nous en avions de nombreuses et d'excellentes, au contraire, pour les rapporter à l'éléphantiasis des Arabes à une période voisine de son début; c'étaient : 1° l'aspect extérieur des deux tumeurs, leur consistance, la coloration de la peau qui les recouvrait, leur siége, leur indolence absolue, *leur développement, que l'on peut regarder comme très-grand si on le considère, non pas en lui-même, mais eu égard au peu de durée de l'affection*, l'absence totale de signes actuellement existants et d'antécédents scrofuleux ou syphilitiques, la forme particulière des ulcérations, la nature et la consistance toute spéciale de l'induration des tissus sur lesquels elles reposaient, la nature du liquide sécrété par ces ulcérations, et 2° la race à laquelle appartient notre malade, son âge peu avancé, le pays dans lequel elle est née, le climat sous lequel elle a vécu et enfin la rapidité de la guérison des ulcérations et la promptitude de la cicatrisation des plaies après l'opération. Toutes ces raisons prises isolément n'ont peut-être pas une très-grande valeur; mais, réunies, elles forment un faisceau, un ensemble de preuves suffisant pour déterminer un diagnostic. Ce diagnostic une fois établi, restait la question du traitement à instituer.

Une considération, habituellement d'une importance tout à fait secondaire, celle du temps, vu les circonstances particulières dans lesquelles nous nous trouvions placé, acquérait, dans le cas présent, une très-grande importance, et dominait, pour ainsi dire, toute la question ; nous n'avions donc pas, dans le choix de ce traitement, notre entière liberté d'action. Cette jeune fille étant entrée le 11 mai à notre dispensaire et devant forcément en sortir le 5 juin de la même année, époque fixée pour la fermeture de cet établissement et l'évacuation de la Syrie par les troupes françaises, il s'agissait, pour nous, de trouver le moyen de lui rendre, dans ce court espace de temps, le plus de services possible, de la guérir même entièrement si cela était en notre pouvoir. Cette circonstance impérieuse a beaucoup influé sur notre détermination, et forcé de rejeter, comme inapplicables à cause de leur longueur, les divers traitements médicaux préconisés par les auteurs dans de pareilles circonstances, tels que les émollients, les vésicatoires, les saignées locales, le massage, la compression méthodique, etc., unis à l'usage interne et longtemps prolongé de l'iode ou de l'iodure de potassium; nous avons pensé que ce qu'il y avait de préférable et pour la malade et pour le succès de la cure, c'était, après avoir préalablement obtenu la cicatrisation des ulcères, de procéder à l'ablation des deux tumeurs, afin de lui rendre, le plus tôt possible, le libre exercice d'organes aussi importants que les organes génito-urinaires.

Nous commençâmes donc par appliquer sur ces ulcérations des plumasseaux de charpie trempés dans un mélange, à parties égales, d'eau et de liqueur de Labarraque et saupoudrés de poudre de calomel. Ce pansement était renouvelé trois fois par jour; la malade prenait en outre tous les matins un bain de siége d'une heure et demie. Au bout de cinq jours de ce traitement fort simple, le résultat était tellement satisfaisant que, bien que la cicatrisation des ulcères ne fût pas complète, nous n'hésitâmes pas à procéder, sans plus tarder, à l'ablation des deux tumeurs. Le 17 mai 1861, la malade fut soumise à l'inhalation du chloroforme, et, lorsque l'insensibilité fut complète, nous cernâmes chacune de

ces tumeurs par deux incisions à forme elliptique dont les
extrémités supérieures venaient se réunir au delà du sommet pubien des tissus malades, et dont les deux extrémités
inférieures embrassaient dans leur anse terminale les bases
indurées de ces mêmes tumeurs et une partie des tissus indurés des deux fesses. L'opération en elle-même fut fort
simple; admirablement secondé par M. le docteur Schutzen-
berger, médecin aide-major de 1re classe, et M. Zuber, médecin sous-aide, nous la terminâmes sans grandes difficultés.

Pendant cette opération, la malade perdit une assez
grande quantité de sang mélangé à un peu de sérosité infiltrée dans les mailles les plus profondes et les plus lâches
du tissu cellulo-adipeux de cette région ; nous fûmes obli-
gés de pratiquer quatre ligatures artérielles dans la plaie
de la lèvre gauche et deux seulement dans celle de droite.
L'opération une fois terminée, nous avons essayé de pratiquer la suture entortillée, dans le but d'obtenir une réunion
par première intention ; mais la mauvaise qualité des épin-
gles, l'épaisseur et la résistance considérable des tissus dans
lesquels il s'agissait de les faire pénétrer, nous forcèrent,
après de vaines tentatives, à renoncer à ce genre de suture,
et, faute de mieux, nous plaçâmes là quelques points de
suture entrecoupée avec des fils doubles, dans le but d'éviter autant que possible la section des tissus, les tissus indurés étant en général plus friables que ceux qui ont conservé
leur élasticité. Il y eut, pendant les premiers jours qui sui-
virent l'opération, un gonflement assez considérable de
toutes ces parties, ce qui nous obligea à enlever, plus tôt que
nous ne l'eussions désiré, les points de suture placés à la
partie inférieure des deux plaies, circonstance fâcheuse qui
compromit dans ces endroits et retarda pour quelques jours
la réunion par première intention. Malgré ce contre-temps,

la réunion s'établit immédiatement dans les deux tiers supérieurs des deux plaies, et après huit ou dix jours de suppuration elle fut complète dans toute leur étendue. Le
gonflement diminua en même temps très-rapidement, *et enfin 14 jours après l'opération toutes ces parties étaient re-
venues à peu près à leur état normal.* Chacune des deux grandes lèvres présentait à sa partie médiane et sur toute sa
longueur une cicatrice presque linéaire; le capuchon seul
du clitoris restait engorgé et conservait sa forme olivaire;
les ulcérations étaient tellement bien cicatrisées que l'on
distinguait à peine la place qu'elles avaient occupée. Le
5 juin, jour de la fermeture du dispensaire et de la sortie
de la malade, M. Tranchant eut la bonté de dessiner de
nouveau, d'après nature, l'état des parties génitales de
cette jeune fille, et l'on pourra facilement juger, en jetant
les yeux sur ce dessin n° 2, des heureux résultats de l'opération.

Nous avons fait, imparfaitement, il est vrai, mais enfin
aussi bien que cela nous a été possible, en l'absence du microscope, l'examen de ces deux tumeurs après leur ablation;
voici, en quelques mots, le résultat : La tumeur qui occupait la lèvre gauche présentait une masse compacte dans
les trois quarts environ de son épaisseur; sa partie la plus
profonde était presque exclusivement formée par le tissu
cellulo-adipeux que l'on rencontre normalement dans cette
région, à mailles médiocrement serrées et entrecoupé de
quelques cloisons de tissu cellulaire plus élastiques et plus
résistantes. A peine trouvait-on, dans l'intérieur de cette
couche profonde, quelque peu de sérosité infiltrée. A mesure que l'on se rapprochait de la face interne du derme, la
couleur jaune du tissu adipeux disparaissait pour faire
place à une teinte d'un blanc grisâtre; les cellules graisseuses
diminuaient également avec rapidité et les cloisons stra-

tifiées du tissu cellulaire augmentaient au contraire d'é-
paisseur et devenaient plus fortement condensées ; cette
condensation allait toujours en augmentant de plus en plus,
à mesure que l'on se rapprochait de la surface cutanée ; le
derme avait triplé de volume ; il avait au moins un centimètre d'épaisseur; il était presque aussi ferme que du caoutchouc, et se laissait difficilement entamer par le bistouri; il
avait tout à fait l'apparence d'un tissu feutré, et sa couleur
devenait d'autant plus foncée qu'on l'examinait plus
près de sa surface épidermique.

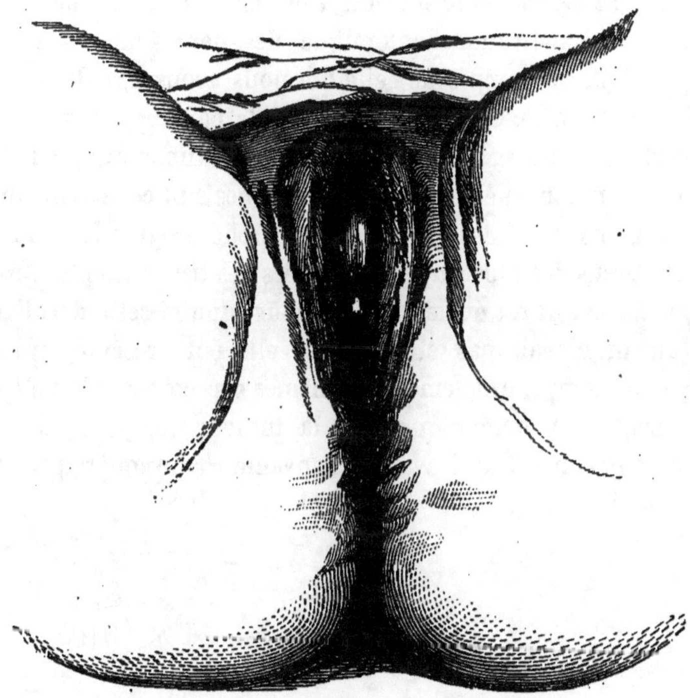

Etat de la malade après l'opération, le 5 juin 1861.

L'examen de la tumeur qui occupait la lèvre droite
nous donne, à peu de chose près, des résultats analo-

gues, sauf cette circonstance qu'il est bon de signaler, à savoir que la moitié environ de son épaisseur était constituée par de larges mailles de tissu cellulaire infiltré de sérosité et de quelques cellules graisseuses. L'autre moitié, celle qui se rapprochait le plus de la surface extérieure, présentait seule les caractères de condensation et de couleur indiqués ci-dessus. Quant au derme, il était en tous points semblable à celui de la tumeur du côté opposé. Cette seconde tumeur formait donc une espèce de coque très-résistante dont l'intérieur était occupé par une masse cellulo-graisseuse molle et infiltrée de sérosité. Cette différence dans la constitution anatomique des deux tumeurs rend parfaitement compte de celle que nous avons signalée dans la sensation qu'elles produisaient à la palpation. On serait porté à croire, par l'examen de ces deux tumeurs, que l'affection nommée éléphantiasis des Arabes suit constamment, du moins dans ces parties, une marche progressive allant des tissus les plus superficiels vers les tissus les plus profonds, car il est évident, pour nous, que si cette dernière tumeur n'avait pas été enlevée, elle eût présenté, avant peu de temps, exactement les mêmes caractères et la même constitution anatomique que la tumeur qui occupait la lèvre gauche et qui avait été envahie la première par la maladie.

FIN.

www.ingramcontent.com/pod-product-compliance
Lightning Source LLC
LaVergne TN
LVHW012308050726
842524LV00004B/1275